DE LA CONTAGION

EN GÉNÉRAL

ET DE CELLE

DU CHOLÉRA

EN PARTICULIER

PAR

A. NETTER

MÉDECIN A L'HÔPITAL MILITAIRE DE STRASBOURG.

(Mémoire lu à la Société de médecine, séance du 18 janvier 1866).

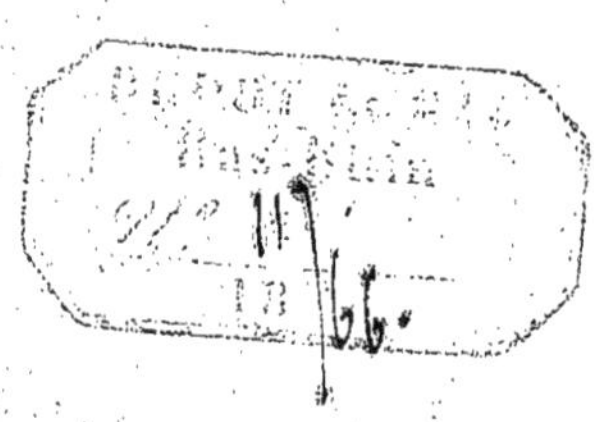

STRASBOURG

TYPOGRAPHIE DE G. SILBERMANN, PLACE SAINT-THOMAS, 3.

1866.

DE LA CONTAGION

EN GÉNÉRAL

ET DE CELLE

DU CHOLÉRA

EN PARTICULIER.

Quand naguère les pèlerins musulmans, quittant la Mecque, s'embarquèrent avec le choléra, l'Europe, journellement renseignée par le télégraphe, a pu suivre en quelque sorte du regard les navires sillonnant la Méditerranée et semant la contagion dans tous les ports, d'où ils n'étaient pas repoussés. Cette fois-ci la démonstration a été si éclatante, qu'avant même que la question est arrivée à l'examen médical, déjà, à l'appel de l'Empereur, les puissances avaient résolu de prévenir de nouvelles invasions. Le choléra a été importé à Marseille et de là à Paris, premier fait sur lequel nul doute n'est possible. Voici maintenant qu'en face de ce fait si colossalement positif vient se dresser un autre fait non moins imposant, je veux parler de l'immunité de la grande ville intermédiaire entre Marseille et Paris, de l'immunité de Lyon qui reste indemne nonobstant des flots d'immigrants, immunité dont cette cité a déjà joui à peu près complétement pendant les épidémies antérieures de 1854, 1849, 1832. Pourquoi cette immunité? Est-ce que Lyon n'est donc pas une ville comptant plus de 300,000 habitants? Les

Lyonnais sont-ils d'une race particulière, ou bien sont-ils sujets à quelque diathèse qui serait antagoniste du choléra? A Lyon les maladies sporadiques sont-elles autres qu'à Paris, et jouit-on à Lyon de quelque privilége vis-à-vis de la variole, de la syphilis, de la gale, de la peste, de la fièvre typhoïde? Pourquoi donc, si le choléra est contagieux dans l'acception ordinaire du mot, s'il se transmet de l'individu atteint aux personnes saines, si les provenances des localités infectées sont si pernicieuses, pourquoi la transmission n'a-t-elle pas eu à Lyon, qui a reçu tant de fuyards? Ce deuxième fait a aussi sa valeur, et il est tellement extraordinaire par rapport au premier, qu'il nous apparaît comme une bizarrerie; du reste, il n'est pas le seul dans son genre, et les annales de la médecine offrent dans ce sens un si grand nombre d'observations, qu'au dire de tous les auteurs, la propagation du choléra est chose des plus bizarres. Qu'est-ce donc dans les sciences que les faits dits *bizarres?*

Toute science d'observation ne se compose en dernière analyse que de deux éléments, à savoir, de théories et de faits, et la seule division que les faits comportent est celle en faits positifs et en faits négatifs, les premiers appuyant les théories, les seconds les infirmant. Qu'est-ce donc dans la science que les faits dits *bizarres?* Voici, si je ne me trompe, l'explication :

Quand dans les sciences une théorie est juste, les faits nous paraissent simples, naturels, si simples et si naturels que l'idée qu'ils pourraient être autrement ne nous vient pas même à l'esprit; quand au contraire une théorie est erronée, elle peut bien momentanément se prêter aux faits connus; mais tôt ou tard surgissent de nouveaux faits qui ne s'y concilient pas, c'est-à-dire que nous ne pouvons pas ranger, grouper avec les premiers, et alors ces nouveaux faits sont à nos yeux comme *isolés;* en d'autres termes, ils s'offrent à nous avec un *caractère de singularité.* Que maintenant une conception théorique se trouve dériver de quelque observation première tout à fait illusoire, ou bien de quelque extravagance, de quelque idée folle, comme par exemple chez les anciens l'idée d'*horreur du vide*, alors la singularité des faits négatifs devient *extrême :* c'est la *bizarrerie.* Quelques exemples compléteront et justifieront ma pensée.

Que la nature est bizarre! disait-on anciennement, alors qu'on croyait à l'horreur du vide. Voici que dans les pompes elle n'a horreur du vide que jusqu'à 32 pieds : théorie extravagante, faits bizarres.

Quelle affection bizarre autrefois que la gale avec son virus se jouant dans l'organisme pendant tout le cours de la vie! Théorie extravagante, faits bizarres.

Et certaine cécité dite *héméralopie* surgissant bizarrement chaque soir et disparaissant bizarrement chaque matin, périodicité qui n'était qu'illusoire, la cécité existant de jour aussi dans les éclairages faibles!

Il n'y a pas que la médecine où la fausseté des théories aboutit à la bizarrerie des faits, et la chimie moderne et la physique moderne nous offrent aussi de curieux exemples de ce rapport; c'est ainsi qu'hier encore en chimie les fermentations étaient des faits étranges dans la théorie de la décomposition réciproque, et en physique, en électro-dynamisme, certaine théorie dite *du circuit* a abouti à un fait qui tient du prodige : n'a-t-on pas dit, enseigné, imprimé, que dans les télégraphes un des fluides de la pile cheminait d'un poste télégraphique à l'autre, dans la terre, sans fil conducteur, tout seul, uniquement parce que dans l'air un fil conduisait dans la direction le fluide opposé! La théorie était fausse, et, au lieu de l'abandonner quand les faits étaient venus la démentir, on a forcé l'explication au point de nous présenter l'électricité comme un être intelligent, ayant une volonté, et dans un ouvrage sur la matière, un physicien,

M. l'abbé Moigno, a dû consacrer deux pages de plaisanteries au renversement de l'explication spirite.

Je le répète, les sciences ne connaissent que des faits positifs appuyant les théories et des faits négatifs les infirmant : quant aux faits bizarres, ce sont des faits si formellement négatifs, qu'ils renversent les systèmes par la base, les ruinent de fond en comble, et partant imposent l'obligation de reprendre les questions *ab ovo*.

La contagion du choléra est un fait. L'immunité de Lyon, Versailles etc. est un deuxième fait. Si ces deux faits ne se concilient pas dans la manière dont on comprend la contagion, tant pis pour cette manière, c'est elle qui, *ipso facto*, est démontrée fausse.

Il a été dit dans l'avant-dernière séance qu'au fond de nos discussions sur la contagion il n'y avait qu'une dispute de mots; que c'était la logomachie des termes infection, importation, transmissibilité, communicabilité qui avait tout embrouillé, et que Fracastor avait clairement et exactement défini le fait. Je regrette vivement de me trouver sur ce point en opposition avec un des plus éminents membres de notre Société; mais comment en serait-il ainsi? Comment à l'Académie de médecine, où la controverse dure depuis une trentaine d'années, n'aurait-on pas trouvé les mots qui conviennent! Ce qui se conçoit bien s'énonce clairement, et l'Académie de médecine ne manque pas de littérateurs sachant dire les choses aisément. Quand une discussion se prolonge ainsi outre mesure, c'est qu'il y a autre chose qu'une dispute de mots, et une logomachie qui se perpétue ne peut que correspondre à un profond désordre dans les idées, ce dont j'espère pouvoir vous donner la preuve directe. Je crois avoir découvert le vice fondamental du système, et, après l'avoir mis à nu devant vous, je vous proposerai une autre manière d'envisager les choses, et peut-être qu'au nouveau point de vue l'étiologie du choléra perdra son caractère de bizarrerie, en même temps que les devoirs du corps médical en présence de l'épidémie seront plus nettement tracés.

L'histoire de la contagion n'est pas le produit du temps et de l'expérience : méconnue par l'antiquité, nonobstant le règne de toutes sortes de pestes, c'est tout à coup que la question a surgi il y a quatre siècles seulement, et d'emblée elle s'est établie dans l'œuvre de Fracastor avec les proportions que nous lui connaissons aujourd'hui. A cette époque l'humanité était affligée de deux maladies alors nouvelles : de la variole, qui régnait déjà depuis quelque temps, et de la syphilis, qui de Naples venait d'envahir l'Europe; variole et syphilis, deux affections si éminemment et si évidemment contagieuses que l'idée de contagion a dû s'imposer aussitôt à tous les esprits. Malheureusement la variole et la syphilis étant toutes deux de nature virulente, on se figura naïvement que contagion et virulence ne faisaient qu'un, confusion déplorable qui va tout embrouiller, fausse association d'idées contre laquelle, à notre insu, nous nous débattons encore aujourd'hui.

Et en effet qu'est-ce que la *virulence* de la variole et de la syphilis? C'est évidemment la reproduction de leurs virus dans les organismes *malades*, dans les organismes *en plein état morbide*. — D'autre part, qu'est-ce que la *contagion* de la variole et de la syphilis? C'est évidemment le transport de quelques molécules virulentes sur les organismes *en bonne santé*. Or, remarquez ceci, le premier fait, la virulence, se passant dans l'homme malade, rentre évidemment dans la *nosologie*, tandis que le second fait, contagion (molécules virulentes pouvant atteindre les organismes en bonne santé), rentre dans l'*étiologie* et dans l'*hygiène*. Eh bien! ces deux faits si distincts, fait nosologique et fait étiologique ou hygiénique, se sont intimement confondus dans les intelligences du quinzième siècle; c'est qu'alors variole et syphilis faisaient tant de ravages que tout le monde en avait peur, et la peur n'est mauvaise conseillère que parce qu'elle trouble profondément les esprits. On avait peur et l'on ne pensait qu'à se préserver contre le transport, l'apport, l'importation des particules virulentes, et dans cette préoccupation, au lieu d'admettre ce qui existe en réalité, à savoir une classe de maladies virulentes, Fracastor fit passer la contagion, fait secondaire, au premier plan, et il créa une *classe de maladies dites contagieuses*, se figurant que toutes les maladies contagieuses devaient toujours être de même nature. En un mot, il éleva la contagion au rang de caractère nosologique, et dans sa pensée la classe des maladies contagieuses était une catégorie scientifique, comme la *classe des inflammations*, la *classe des névroses*, la *classe des hémorrhagies*. Jetez un coup d'œil sur son ouvrage et vous le trouverez divisé en trois parties : une première (*De contagione*), dans laquelle il traite de la contagion en général; une deuxième partie (*De morbis contagiosis*), dans laquelle il traite individuellement de la variole, de la rougeole, des fièvres pestilentielles, de la syphilis, de la rage, voire même de l'éléphantiasis, décrivant tour à tour toutes les affections à tort ou à raison réputées contagieuses, et enfin, ce qui est caractéristique, une troisième partie (*De curatione*), dans laquelle il veut tracer à la thérapeutique, à l'art de guérir, les règles qui seraient communes à la syphilis et aux fièvres pestilentielles, à la variole et à l'éléphantiasis..... Et maintenant l'on va juger de l'arbre par les fruits qu'il va porter.

A quelque temps de là, un autre illustre médecin, Guy de Chauliac, fixa l'attention sur la gale et sa contagion, et aussitôt, et tout naturellement, en vertu du système maintenant établi, fut admise l'existence d'un virus psorique. La gale est contagieuse, donc elle a pour cause un virus, et cette conclusion, immédiatement déduite de la doctrine de

Fracastor, s'implanta fatalement dans les esprits avec la force d'un axiome, et dès lors tous les faits relatifs à la gale furent envisagés de travers. Voici comment : la gale, inutilement traitée par des remèdes internes, s'invétérait; l'insomnie des nuits agitait le pouls et le rendait fébrile; des abcès se formaient sous la peau et les malades maigrissaient : eh bien! dans ces phénomènes pour nous si évidemment d'origine locale on voyait des signes de virulence. Ces symptômes accidentels faisaient-ils défaut, on croyait que le virus, comme dans la syphilis, était *latent*. Et comme tout virus doit amener tôt ou tard des désordres généraux, toutes les affections incidentes ou ultérieures, bronchites, pleurésies, diarrhée, étaient considérées comme des effets posthumes de *gale rentrée*. Ainsi qu'il arrive d'ordinaire pour les théories fausses, celle-ci aussi rencontra des esprits réfractaires, et dès 1686 le Corse Cestoni, après avoir signalé l'acarus, n'hésita pas à proclamer que dans la gale les médicaments internes ne servaient qu'à engraisser les charlatans; puis vinrent les Lorry, les Fabricius, les Vicheman, les Latreille, décrivant tour à tour l'insecte cutané. Ces novateurs, ces originaux perdirent leur temps et leurs peines : comment la gale, étant contagieuse, n'aurait-elle pas eu son virus, la doctrine de Fracastor ayant stipulé la virulence pour toute maladie contagieuse.

Tel a été le premier produit du fameux système; voilà où a mené la confusion de la contagion et de la virulence, la confusion du fait étiologique avec le fait pathologique, la fausse association de deux idées distinctes. Voulez-vous la preuve que c'est bien ainsi que l'aberration s'est produite? Écoutez ce que dit Locke dans son *Essai sur l'entendement :* « Les idées fausses associées, a-t-il dit, finissent par être si fort unies dans l'esprit, qu'il est fort difficile, sinon impossible, de les séparer. Cette connexion irrégulière de certaines idées a une si grande influence sur nous et est si capable de mettre du travers dans nos raisonnements, qu'il n'y a peut-être rien qui mérite davantage que nous nous appliquions à le considérer pour le prévenir et le corriger le plus tôt possible. » M. Duval-Jouve, dans son *Traité de logique*, après avoir cité le passage de Locke, ajoute ceci : « La plupart des erreurs populaires et beaucoup d'erreurs plus savantes n'ont pas d'autres sources que ces vaines associations. »

La découverte de l'acarus n'ayant été définitivement acceptée que de notre temps, je me trouve arrivé à l'état actuel de la question. Cette découverte força les esprits à reconnaître qu'il n'y avait pas qu'*un* mode de contagion, mais *deux*, le mode de la virulence et le mode parasitaire, et dès lors il fallut modifier la définition de Fracastor, conçue uniquement en vue des maladies virulentes.

Au sortir de cette longue aberration, véritable maladie mentale de générations médicales successives, les esprits auraient dû se recueillir avant de procéder à une nouvelle définition, avant de s'emprisonner de nouveau dans une formule qui peut ainsi gêner et fausser l'observation. On aurait dû notamment se demander si, en plus des deux modes de contagion actuellement connus, il n'y en avait pas d'autres possibles, et, dans le cas affirmatif, confectionner une définition assez large pour que tout mode particulier pût y rentrer. Eh bien ! c'est précisément ce que l'on n'a pas fait, et je veux montrer comment, sous ce rapport et sous d'autres, on est resté dans l'ornière de Fracastor, ornière dans laquelle depuis trente ans on s'agite, on se démène, on se débat sans pouvoir en sortir. Examinons la définition aujourd'hui classique de Chomel :

Une maladie contagieuse, dit le pathologiste de notre temps, *est une maladie susceptible de se transmettre de l'individu qui en est atteint aux personnes saines qui ont avec lui quelque rapport*. Cela veut dire certainement que Pierre atteint d'une maladie contagieuse peut la donner à Paul, celui-ci à Jacques, et ainsi de suite. Or, remarquez ceci, pour que cette transmission puisse ainsi continuer d'un organisme à l'autre, il faut évidemment que l'agent se reproduise, se régénère dans chacun des organismes successifs, et conséquemment la définition de Chomel est en réalité celle-ci :

Maladie contagieuse, maladie spécifique dont l'agent se reproduit dans l'organisme malade et se transmet de l'individu atteint aux personnes saines. Or, dans cette définition ainsi rectifiée vous retrouvez les deux faits distincts dont il a été question ci-dessus, à savoir : 1° le fait de la reproduction de l'agent dans l'organisme malade, fait essentiellement nosologique; 2° le fait du transport de particules d'agent sur les personnes en bonne santé, fait du ressort exclusif de l'étiologie et de l'hygiène. Or, Chomel se trouve avoir amalgamé les deux faits en disant : *maladie transmissible*. Notez combien cette manière de s'exprimer est vicieuse : et en effet la variole, la syphilis, la gale ne sont nullement des maladies transmissibles. Est-ce que le varioleux transmet ses pustules, sa fièvre, son délire? Est-ce que le syphilitique communique ses chancres, ses bubons, ses accidents secondaires et tertiaires? Est-ce que le galeux donne à quelqu'un ses vésicules ou ses démangeaisons? Ce qui se transmet, c'est le virus ou l'acarus, voilà tout, et ce transport s'opérant sur des personnes en bonne santé qui voudraient s'en garantir, la question de la contagion, en tant que grande question médicale, est uniquement du domaine de l'hygiène. Eh bien! c'est ce que Chomel n'a pas compris ; engagé dans l'ornière de Fracastor, il a dit *maladie transmissible*, au lieu de *maladie dont l'agent se transmet*, et, sans s'en douter, il a fait de même passer la contagion au premier rang, et il a pris pour un fait pathologique, scientifique, ce qui n'est qu'un fait d'hygiène, de pratique, d'art. J'ajouterai que Fracastor avait du moins été conséquent avec lui-même; car après avoir établi la classe des maladies contagieuses, il a traité successivement et individuellement d'abord de la variole et de la rougeole, puis des fièvres pestilentielles, puis de la syphilis, puis de la rage, de la lèpre, et ainsi de suite. Aujourd'hui au contraire, pendant que la pathologie générale conserve la classe des maladies contagieuses, voici que les traités de pathologie spéciale n'en tiennent nul compte, et la variole, la syphilis, la gale, le typhus y sont dispersés de tous côtés. Arrière donc la classe des maladies contagieuses établie à l'origine de l'histoire de la contagion, comme la classe des plantes nuisibles l'a été à l'origine de la botanique. La question de la contagion, je le répète, est uniquement une question d'hygiène, et n'était l'intérêt que nous avons à nous préserver des agents importés et des épidémies qui en résultent ultérieurement, cette question n'existerait même pas. Donc la définition de la contagion doit avoir uniquement l'hygiène en vue.

Avant de vous soumettre la définition que j'ai conçue dans ce sens, je dois examiner si, en dehors des deux modes de contagion aujourd'hui connus, celui de la virulence et celui du parasitisme, il n'y aurait pas quelque autre tout à fait différent; je m'explique.

Supposons, opinion qui du reste a déjà cours dans la science, que dans le port de la Havane ou bien dans l'Inde, sur les bords du Gange, existe et vive un ferment produisant d'un côté la fièvre jaune, de l'autre côté le choléra, et que les matières fermentantes (ce qui a encore été avancé, notamment par M. Mêlier) aient la propriété d'adhérer à des objets divers, de s'infiltrer par exemple dans la coque des navires, il est évident que cette substance toxique pourrait être ainsi importée dans nos contrées, et, une fois importée, se reproduire partout où le ferment rencontrera ce que la chimie appelle « un corps fermentescible », certaines conditions météorologiques aidant. Ce n'est jusqu'ici qu'une supposition, mais l'on est forcé de convenir que l'hypothèse est dans la possibilité des choses. Eh bien ! je vous le demande, où placeriez-vous les épidémies qui résulteraient de ce mode d'importation et de reproduction? Est-ce parmi les maladies infectieuses? Mais non; les agents des maladies infectieuses ne sont pas susceptibles d'être importés et de produire des épidémies ailleurs que sur place. Est-ce parmi les maladies contagieuses? Cela encore ne se peut, puisque votre définition stipule que la reproduction des agents s'opère dans le corps humain, tandis qu'ici elle se ferait en dehors. Si ces faits existent, vous voyez d'avance ce qui arrivera : ne pouvant se concilier dans aucune de vos théories, ils demeureront à vos yeux comme isolés, et vous paraîtront singuliers, étranges, bizarres.

Je vais plus loin et je dis que, si ces faits existent, vous ne pouvez pas même les voir, les reconnaître, vos doctrines actuelles de la contagion et de l'infection les excluant systématiquement. — Voici un navire dont l'équipage est décimé par une épidémie; ce navire arrive dans un port, et le mal se répand parmi la population du littoral. Que dites-vous? Tout de suite vous concluez à la transmission d'homme à homme, l'importation étant pour vous le signe infaillible de ce mode de propagation (Voir Chomel, p. 103), et tous les faits sont par vous interprétés dans ce sens. L'idée de l'importation des ferments n'est pas admissible dans vos doctrines actuelles, tout comme autrefois l'idée d'acarus de la gale a été incompatible avec la doctrine de Fracastor.

La définition de la contagion doit être indépendante de tout mode particulier de contagion, et en conséquence je vous propose la suivante :

Maladie contagieuse: *maladie spécifique dont l'agent est susceptible d'être importé et de se reproduire après importation, de manière à donner alors lieu à une épidémie ou à une endémie.*

Dans cette définition je dis *agent importé* et non pas maladie importée, ce qui est un non-sens. Je dis *importé*, abstraction faite de la question de savoir si *originairement* l'agent se trouve dans l'intérieur de l'organisme, dans la peau ou dans les objets que les arrivants portent sur ou avec eux. Enfin je dis *agent susceptible de se reproduire*, quel que soit du reste le mode de reproduction, virulence, parasitisme ou fermentation s'opérant en dehors du corps humain. La définition de la contagion doit planer au-dessus de ces modes particuliers. Ce qui constitue la contagion, c'est uniquement et d'une manière générale l'importation des agents septiques et leur reproduction ultérieure donnant lieu à des épidémies.

Cette définition se trouve applicable non pas seulement à la variole, à la syphilis, à la gale, mais encore et sans conteste possible au typhus, à la fièvre typhoïde, à la fièvre jaune, au choléra, toutes affections dont les agents sont susceptibles d'être importés et de se reproduire après importation.

Cette définition exclut toutes les maladies simplement infectieuses, attendu que les agents de celles-ci n'ont pas ces propriétés; c'est ainsi que les miasmes des marais, susceptibles d'être transportés par les vents, ne sont pas susceptibles d'être *importés*, c'est-à-dire transportés par l'homme. C'est ainsi encore que les poisons proprement dits, les champignons vénéneux par exemple, s'ils sont susceptibles d'être importés, ils ne se reproduisent pas de manière à donner lieu à une épidémie ou à une endémie.

Ma définition s'applique non pas à une classe scientifique de maladies semblables entre elles, mais à un groupe d'affections spécifiques diverses, contre lesquelles il y a lieu de se garantir par des mesures spéciales dites *anticontagieuses*. Quant à la nature des mesures à prendre, elles varient nécessairement, et selon le mode de contagion, et selon ce que l'expérience, l'empirisme aura appris sur chaque maladie contagieuse en particulier. Exemples : tandis qu'il est de règle d'isoler les varioleux et en même temps de désinfecter les milieux dans lesquels ils sont alités, il se trouve que relativement à la syphilis, nonobstant la virulence, on ne procède pas de même; car dans les dispensaires c'est l'isolement que l'on pratique, et l'on ne pense même pas à la désinfection des salles. S'agit-il de fièvre typhoïde? En même temps que nous dispersons les habitants d'une maison où elle sévit, les malades envoyés dans les hôpitaux sont placés dans les salles communes, l'expérience ayant appris que c'est en général sans danger pour les voisins.

En conséquence de ce qui précède, on peut affirmer que le choléra est contagieux, mais seulement dans le sens indiqué ci-dessus, ni plus, ni moins : germes susceptibles d'être importés et de se reproduire ultérieurement. Cette déclaration signifie uniquement qu'il y a lieu de prendre contre le choléra des mesures anticontagieuses, mais elle n'entraîne pas à telle mesure plutôt qu'à telle autre, à l'isolement plus qu'à la désinfection, ou réciproquement. C'est la connaissance du *mode de contagion* du choléra ou bien le *tâtonnement empirique* qui fixera les moyens de préservation.

Du mode de contagion du choléra. Et d'abord je dis que ce mode diffère considérablement des modes ordinaires de la virulence et du parasitisme, à preuve l'immunité de Lyon, celle de Versailles et toute sorte d'autres faits négatifs, en nombre si considérable que pendant trois grandes épidémies la contagion du choléra a passé inaperçue aux yeux de la plupart des médecins. Invoquer ici l'idiosyncrasie ou la non-prédisposition, ce serait, à mon avis, se payer de mots, et l'explication pourrait avoir la même valeur que celle de l'horreur du vide jusqu'à 32 pieds. Acceptons résolument les faits négatifs, qui sont aussi des faits, qui dans les sciences ont autant de valeur que les faits positifs, et voyons si les uns et les autres ne se concilieraient pas en majeure partie dans l'hypothèse de la fermentation extérieure.

Déjà en 1858, dans un mémoire que j'ai eu l'honneur de lire devant vous sur le typhus, j'ai signalé ce troisième mode, que j'ai désigné sous le nom de *mode par fermentation miasmatique :* importation d'un ferment et reproduction de ce ferment au sein d'une substance fermentescible. Depuis, à l'occasion de l'épidémie de fièvre jaune à Saint-Nazaire, j'ai publié dans la *Gazette des Hôpitaux* (1862) une série de *Lettres sur la contagion*, dans lesquelles j'ai développé cette idée. Je veux actuellement examiner de ce point de vue l'étiologie du choléra; mais d'abord quelques mots sur les *fermentations*, dont la théorie a subi dans ces dernières années une révolution profonde. Voici sur ce sujet quelques données que j'ai à peu près toutes puisées dans l'importante thèse de M. le docteur Monoyer.

On désigne aujourd'hui sous le nom de *fermentation* la décomposition d'une matière organisée non vivante par des microphytes ou microzoaires dits *ferments.*

On dit d'un ferment qu'il est en santé, qu'il a oui ou non sa nourriture, qu'il est malade, qu'il est privé de vie.

Il y a des ferments qui meurent dans les voyages dépassant une certaine durée.

On distingue dans toute fermentation : 1° le ferment; 2° la substance qu'il désorganise, autrement dit *corps fermentescible ;* 3° les produits de la fermentation; 4° les conditions favorables, chaleur, humidité.

Les fermentations sont *simples* ou *complexes :* dans les premières, un seul ferment et un seul corps fermentescible sont en présence, de sorte qu'il ne se produit qu'une seule et même fermentation; dans les secondes, par suite de la réunion de plusieurs ferments ou de plusieurs corps fermentescibles, un certain nombre de fermentations se développent, *soit simultanément*, *soit successivement*, ou se compliquent d'autres phénomènes.

Depuis une trentaine d'années le nombre des fermentations étudiées s'est considérablement accru; il serait difficile d'en fixer même approximativement le nombre.

Ces données appliquées à l'étiologie du choléra, je crois que les faits se concilient dans la théorie suivante, dont j'espère pouvoir tout à l'heure justifier la plausibilité.

1° La fermentation *cholérigène* est une fermentation *complexe* dans laquelle interviennent à la fois le sol, l'air, l'eau, non pas simultanément, mais successivement.

2° Quand dans le développement d'une épidémie de choléra, le fléau, dans le cercle de son action, épargne une ville, une rue, une maison, c'est que dans cette ville, dans cette rue, dans cette maison, le sol, l'eau et l'air n'offrent pas tous les matériaux nécessaires à la fermentation complexe.

3° Le ferment cholérigène, ayant pénétré dans le corps humain, s'y reproduit; mais en sortant de l'organisme il n'a plus sa force première, qu'il ne reprend que dans une nouvelle fermentation extérieure.

Justification de la théorie. D'une ville à une autre, d'une rue à l'autre, d'une maison à l'autre, le sol, l'eau, l'air peuvent présenter des différences considérables. Exemples :

Versailles manque totalement d'eau : celle qu'on y boit arrive de loin, de Marly qui l'envoie filtrée, ou bien d'étangs éloignés dont l'eau particulière est dite *eau blanche*.

Tandis que l'eau du Rhin, disent MM. Stœber et Tourdes dans leur *Topographie médicale*, marque de 12 à 14 degrés à l'hydrotimètre, l'eau de la Seine à Chaillot renferme 0°,25 de matière terreuse, celle du Rhône à Lyon 0°,15, la source du Rosoir à Dijon 0°,23, celle de la Loire à Nantes 0°,05 seulement.

A Lyon l'eau du Rhône varie dans sa composition, dit M. Dupasquier, suivant que c'est l'Arve ou l'Ain qui y domine. En soumettant l'eau du Rhône, à diverses reprises, à des essais par les réactifs propres à déceler les sels qu'elle tient en suspension, j'y ai trouvé, ajoute-t-il, d'un mois et même d'une semaine à l'autre, des modifications très-notables.

Les brasseurs alsaciens établis à Lyon, nonobstant tous leurs efforts et toute sorte de sacrifices, n'ont pu y fabriquer la bière de Strasbourg.

A Strasbourg, disent MM. Stœber et Tourdes, la qualité des eaux présente quelques différences suivant les quartiers.

Dans l'enclos de l'hôpital civil certains puits marquent 16 à 18 degrés hydrométriques, d'autres 37 et 45 degrés.

Un banc d'argile ayant une étendue limitée peut vicier le puits d'une maison en retenant les eaux superficielles, tandis qu'un puits voisin descendant immédiatement dans le gravier fournira de l'eau pure.

Sous le rapport des matières organiques, disent encore MM. Stœber et Tourdes, ce n'est pas seulement la quantité de ces matières qu'il faudrait apprécier... Beaucoup d'eaux chargées de matières organiques sont limpides, sans odeur au moment où on les puise; c'est plus tard, quand on laisse reposer l'eau à une température de 15 à 25 degrés, qu'elle entre en fermentation et qu'elle exhale une odeur fétide.

A ces différences se joignent celles que présente l'air, sous le rapport de l'ozone, et celles du sol non-seulement variant dans sa composition chimique, mais aussi dans ses propriétés physiques, selon son degré de porosité facilitant ou non les communications entre les puits et les latrines.

La possibilité de l'hypothèse étant démontrée, voyons si les faits s'y concilient.

Dans l'Inde existe, vit et se perpétue un ferment qui produit le choléra; si dans cette contrée le fléau est de temps immémorial à l'état d'endémicité, c'est que le ferment y rencontre habituellement les conditions nécessaires à son développement.

Le ferment indien est susceptible d'adhérer à des objets divers, ce que démontrent les cas morbides survenus à la suite du lavage de certains linges.

Le ferment indien peut être transporté en Europe par les navires; selon que le voyage dure longtemps ou se fait rapidement, le ferment dépérit en route ou conserve sa vigueur. — Avant la découverte de la vapeur et alors que les navires à voile ramenaient les voyageurs par le Cap, l'épidémie à bord avait cessé à la hauteur des États barbaresques (William Scot, *Rapport rédigé par ordre du gouvernement de Madras et publié en 1824*).

Le ferment indien une fois importé en Europe, loin de produire tout de suite ses effets morbides, ne commence habituellement ses ravages qu'après un et même, d'après d'autres, deux mois d'incubation, durée dont la longueur ne me paraît pouvoir s'expliquer que dans une série de fermentations successives.

En Europe le ferment indien peut vivre et se développer, mais seulement d'une manière temporaire; il ne peut pas s'acclimater : en d'autres termes, les conditions nécessaires à son entretien indéfini font défaut. Avant l'épidémie actuelle, trois fois le choléra a disparu si complétement, que trois fois l'espoir s'est renouvelé de ne le voir jamais revenir.

Cette non-acclimatation ne peut pas tenir à la différence des conditions météorologiques; car le fléau a également sévi en Afrique, notamment à Biscara, où le thermomètre à l'ombre atteint + 46°, et s'y est chaque fois de même éteint. Donc la non-acclimatation en Europe a sa cause dans l'insuffisance des corps fermentescibles.

Non-seulement l'Europe ne fournit pas indéfiniment au

ferment indien les substances nécessaires à son entretien, mais sous ce rapport les plus grandes variations s'observent d'une contrée à l'autre, d'une rue à l'autre, d'une maison à l'autre : de là ce que l'on appelle les *caprices* du choléra sévissant avec violence d'un côté, frappant modérément de l'autre, épargnant ailleurs. — Dans le département du Bas-Rhin, disent MM. Stœber et Tourdes, les épidémies de 1849 et 1854 n'ont fait qu'un nombre restreint de victimes. Et cependant, ajoutent ces auteurs, quant à la gravité individuelle des cas, ils ont été les mêmes qu'ailleurs.

Dans cet ordre d'idées, l'immunité de Lyon, de Versailles cesse d'être un fait bizarre, voire même singulier. Paris restant indemne d'une épidémie à l'autre, Strasbourg modérément frappé pendant le cours des épidémies, nonobstant la gravité individuelle des cas, les villes de Lyon et de Versailles à peu près complétement épargnées, c'est le même fait à des degrés divers. Il n'y a plus de faits bizarrement opposés.

J'ai dit que le ferment cholérigène, une fois introduit dans le corps humain, s'y reproduisait; mais qu'en sortant de l'organisme, il n'avait plus sa force première et qu'il la reprenait seulement dans une nouvelle fermentation extérieure. Les déjections cholériques, dit M. Jules Worms, ne sont nuisibles qu'après trois et quatre jours de putréfaction, assertion déjà émise par Fodéré et que M. Claude Bernard vient de reproduire devant l'Institut.

Avant seulement d'avoir l'idée de déduire des conclusions pratiques de cette théorie, il y a lieu de se demander par quelle voie l'agent spécifique pénètre dans notre organisme; si c'est avec l'air que nous respirons, ou bien avec les aliments et les boissons que nous ingurgitons, ou bien par la partie inférieure du tube digestif, comme on le croit pour la dysenterie : car selon le cas, ou l'on assainirait l'air, ou l'on purifierait les aliments et les boissons, ou l'on condamnerait les latrines suspectes. Malheureusement l'opinion n'est nullement fixée sur ces points; et si, parmi nous, les uns n'hésitent pas affirmer que le choléra est une altération primitive du sang, due à l'inspiration d'un poison volatil, d'autres, et je suis du nombre, croient à une action primitive et directe sur le tube digestif. Sans entrer dans la discussion sur la nature de la maladie, je me bornerai à faire observer que si c'était par la voie de la respiration que le ferment nous envahirait, il devrait arriver pour le choléra ce qui a lieu pour le typhus, à savoir que, dans les hôpitaux offrant un grand nombre de cas *dits* intérieurs, les médecins, les sœurs et les infirmiers fussent frappés dans les mêmes proportions que les malades alités pour affections diverses. Eh bien! il n'en est rien, et sous ce rapport, entre le choléra et le typhus, il existe une dissemblance énorme. C'est ainsi que M. Spindler, dans sa thèse inaugurale, nous apprend qu'en 1854 et 1855 à l'hôpital civil de Strasbourg, nonobstant la fréquence des cas intérieurs, médecins et sœurs, à part quelques indispositions insignifiantes, sont restés indemnes. Si à la vérité le personnel des infirmiers a fourni quatre décès, cette particularité ne tiendrait-elle pas à ce que souvent les infirmiers mangent et boivent dans les salles de malades, fréquentant du reste aussi les latrines attenantes aux salles. J'appelle l'attention des observateurs sur ces distinctions. Ne pas manger de crudités, ne boire que de l'eau purifiée par une ébullition préalable, dans les ménages maintenir toutes provisions à l'abri de l'air, sont peut-être des précautions plus importantes qu'on ne l'a cru jusqu'ici.

C'est dans cet état de la question qu'à l'appel de notre honoré confrère, M. le docteur Eissen, et eu égard aux circonstances, nous devons nous prononcer sur les mesures prophylactiques à prendre contre le choléra. Or, de tout ce qui précède je déduis les conclusions suivantes :

L'histoire étiologique du choléra est encore entourée de trop d'incertitudes pour que les indications hygiéniques puissent être directement déduites de la science étiologique.

C'est seulement l'expérience des faits récents et passés, l'empirisme, qui peut dicter la conduite à tenir.

L'expérience ayant appris que les navires infectés de choléra propagent la maladie dans les ports où ils sont reçus, il y a lieu de les mettre en quarantaine et de leur appliquer les mesures traditionnelles.

La durée de la quarantaine ne peut pas être fixée d'avance, celle de l'incubation n'étant pas connue; c'est l'expérience, le tâtonnement empirique qui guidera.

Dans les lazarets, les arrivants doivent être divisés en trois catégories que l'on isolera l'une de l'autre, les cholériques, les diarrhéiques, les individus en apparence bien portants.

L'expérience décidera si les individus en apparence bien portants doivent être retenus aussi longtemps que les diarrhéiques.

En cas d'épidémie dans les ports et dans l'intérieur de terre, toutes les précautions recommandées par M. Eissen relativement à la désinfection des vêtements, habitations, fosses d'aisance, égouts...., doivent être minutieusement et ponctuellement exécutées. — Les déjections cholériques seront reçues dans des vases dans lesquels on aura mis d'avance une quantité suffisante de substances désinfectantes.

Les personnes qui visitent et fréquentent les malades, doivent s'abstenir de manger et de boire dans leur voisinage, ainsi que de faire usage des latrines de l'habitation. — Il n'est pas démontré qu'on contracte le choléra en respirant l'air des malades.

Eu égard aux enseignements de l'expérience, les hôpitaux recevant les cholériques doivent être des établissements spéciaux, éloignés autant que possible de toute habitation.

Quand le choléra éclate dans une maison, il faut immédiatement faire examiner les puits et les latrines, et, en cas de communication, condamner les puits et les latrines.

L'exécution de ces mesures exigeant impérieusement le concours actif des municipalités et des familles, il est du devoir de déclarer hautement que le choléra est contagieux : dans le sens que j'ai indiqué, cette déclaration ne peut pas alarmer; au contraire, elle dissipera des craintes aujourd'hui exagérées, tout en stimulant les efforts de tous.

Cependant les devoirs du corps médical ne me paraissent pas devoir se borner à la provocation de telles ou telles mesures hygiéniques : à mon avis, il est un autre devoir, incombant plus spécialement aux Académies et Sociétés de médecine, celui de fixer l'opinion sur les diverses interprétations qui ont cours en matière de choléra, et à cet effet de poser les questions dont la solution tranchera la discussion dans un sens ou dans l'autre. Voici, comme exemples, quelques problèmes et mesures que je proposerais dans ce sens.

Dans les hôpitaux où se développent des cas *intérieurs* établir, dans une statistique détaillée, les atteintes subies par les malades alités pour affections diverses, par les médecins, par les sœurs, par les infirmiers, et faire connaitre tous les détails relatifs à la manière de vivre de ces derniers, s'ils mangent ou boivent dans les salles des malades etc.

Quand d'un hôpital à un autre le nombre des cas intérieurs diffère considérablement, une commission d'hygiène, se transportant dans les établissements, dressera le procès-verbal des mesures prophylactiques prises dans chacun, et établira ainsi les documents pour une appréciation ultérieure.

Dans l'état physiologique, quelle est la quantité de sérum ou d'eau qu'un animal doit perdre pour que la circulation se ralentisse et que le corps se cyanose?

Dans les cas dits foudroyants, l'amaigrissement, phénomène si ordinaire du choléra, s'observe-t-il? Dans ces cas exceptionnels, à quel degré de maigreur les malades arrivent-ils? S'il est vrai, comme on le dit, que dans les cas dits foudroyants les déjections sont peu abondantes, les malades ne devraient pas maigrir et la cyanose devrait coexister avec l'embonpoint.

En terminant je ferai remarquer que le système de la contagion, tel qu'il est établi dans nos classiques, n'a conduit à aucun progrès; en second lieu que le choléra n'a pas cessé jusqu'ici d'être l'opprobre de l'art : veuillez examiner si la manière de voir que je viens d'exposer, et qui conduit à l'expérimentation, n'est pas préférable.

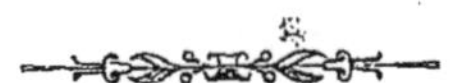

DEUXIÈME MÉMOIRE

SUR LA

CONTAGION DU CHOLÉRA

PAR

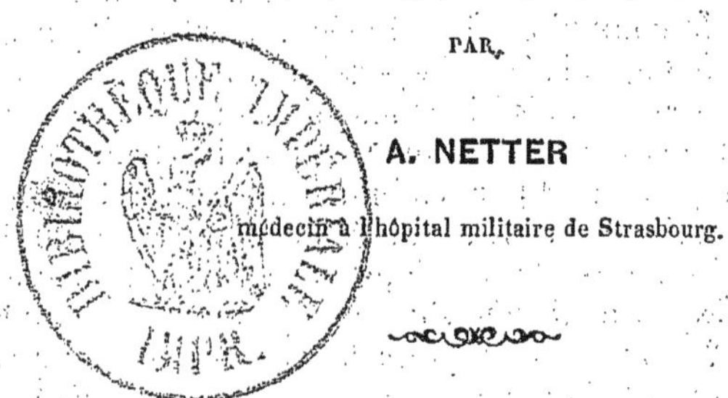

A. NETTER

médecin à l'hôpital militaire de Strasbourg.

Parmi les maladies *dites* contagieuses, il en est dont la contagion est évidente, parce qu'on peut les inoculer : j'ai nommé la variole et la syphilis.

Il en est d'autres dont la contagion paraît également évidente, quoique jusqu'ici l'on n'ait pas pu les inoculer : j'ai nommé la rougeole et la scarlatine.

Enfin il y en a un certain nombre qui présentent, comme caractère commun, une particularité fort curieuse, celle d'avoir été tour à tour l'objet des plus ardentes controverses, en ce que la contagion paraissait ou paraît encore chose aussi évidente aux yeux des uns, que pour les autres elle est pure illusion ; c'est dans ce groupe, composé de la peste, de la fièvre jaune, de la fièvre typhoïde, que se place le choléra. Pourquoi ici la négation formelle, ou pour le moins le doute, tandis que pour les deux premières catégories il y a certitude parfaite, unanimité dans les affirmations?

La raison de cette particularité tiendrait-elle à l'inintelligence, au manque de jugement de quelques observateurs? Mais Chervin, l'anticontagioniste de la fièvre jaune, était un homme de sens ; mais Clot-Bey, l'anticontagioniste de la peste, dans son ouvrage sur cette maladie, semble aussi être un bon observateur ; mais ceux qui ont si longtemps nié la contagion de la fièvre typhoïde, ce sont les médecins des hôpitaux de Paris, les professeurs de la Faculté de Paris ; et quant au choléra, n'est-ce pas l'Académie de médecine qui a fait prévaloir l'opinion anticontagioniste? Cependant lorsqu'en 1831 l'Académie s'est prononcée dans ce sens, déjà toutes les preuves tirées de la marche lente et progressive du fléau avaient été fournies, et même la carte géographique des importations successives était déjà établie. A cette époque il y avait à Paris un conseil supérieur de santé, depuis longtemps étudiant la marche du fléau qui s'avançait vers nos contrées; son membre rapporteur était Moreau de Jonnès, correspondant de l'Institut. Or le rapport de ce savant avait nettement conclu à la contagion. Le choléra, y est-il dit, avec force preuves à l'appui, est importé d'un lieu dans un autre : 1° par les communications maritimes ; 2° par les caravanes ; 3° par les corps d'armée ; 4° par les troupes de pèlerins et de fuyards ; 5° par les individus isolés. Et c'est ce rapport, publié en 1831, qui est accompagné de la carte géographique des importations successives. Pourquoi donc l'Académie de médecine s'est-elle prononcée pour la non-contagion? Pourquoi et pour le choléra et pour la peste et pour la fièvre jaune et pour la fièvre typhoïde la contagion a-t-elle tour à tour rencontré tant de bons esprits réfractaires? Une opposition qui se reproduit ainsi à propos d'affections diverses, ne peut pas ne pas avoir sa cause, et puisque cette cause n'est pas imputable à l'état intellectuel des observateurs, il faut bien qu'elle tienne à la nature même des choses; en d'autres termes, la contagion du choléra, de la fièvre jaune, de la peste, de la fièvre typhoïde, doit présenter quelque différence importante avec la contagion de la variole, de la rougeole et de la scarlatine.

Si l'on consulte les annales de nos discussions, l'on voit que le motif principal de cette opposition tient à la fréquence des faits dits *négatifs*, je veux parler des cas dans lesquels les individus atteints restent sans influence sur leur entourage, faits qui naturellement frappent vivement les esprits dans le sens anticontagioniste. Et, en effet, si les médecins de Paris ont si longtemps nié la contagion de la fièvre typhoïde, c'est qu'ils ne la voient pas se transmettre dans les hôpitaux, alors qu'il est si ordinaire de voir s'y communiquer la rougeole et la scarlatine. Si Chervin et M. Clot-Bey se sont refusé à admettre la contagion de la peste et de la fièvre jaune, c'est que dans mainte et mainte circonstance la transmission de ces affections fait défaut. La fréquence de ces faits négatifs n'est nullement contestée par les contagionistes, qui, comme l'on sait, prétendent les expliquer par toute sorte de conditions secondaires, telles que non-prédisposition des organismes, idiosyncrasie, différence de climats. Pour ce qui concerne le choléra, est-il besoin de rappeler relativement à la fréquence des faits négatifs que dans les trois épidémies antérieures à celle de 1865, trois fois le fléau, nous quittant, nous a laissés avec la doctrine de l'infection. Si aujourd'hui M. Eissen et quelques autres de nos confrères se trouvent être des contagionistes de la veille, nous sommes en immense majorité les contagionistes du lendemain. Pour moi aussi je suis dans les nouveaux convertis, et si je n'ai pas cru plus tôt à la contagion, c'est que dans les épidémies auxquelles j'ai assisté, il faut bien que je le dise, non-seulement rien ne m'a frappé dans ce sens, mais encore je n'ai récolté que des preuves contraires. Aujourd'hui, après les événements qui se sont succédé sur les bords de la Méditerranée, je suis contagioniste, mais je ne le suis pas à la manière de M. Eissen. Comme notre confrère, j'admets que jamais le choléra ne se développe dans une localité si les germes n'y sont *importés*, c'est-à-dire apportés par les individus venant des foyers épidémiques; mais je crois aussi que, les germes étant une fois importés, la reproduction ne s'en opère ni uniquement ni même principalement dans l'organisme humain, mais qu'un autre mode plus important de reproduction existe simultanément. Mon opinion se base sur le grand nombre de faits négatifs dont j'ai été témoin, et que je veux relater. Ici se rencontre certaine assertion qui a cours en médecine, assertion que M. le professeur Hirtz a rappelée dans l'avant-dernière séance, et qui est celle-ci : les faits négatifs ne prouvent rien, et ce sont les faits positifs qui seuls sont démonstratifs. A mon avis, en même temps qu'une grande vérité, il y a dans cette assertion une erreur profonde, ce que j'espère tout à l'heure pouvoir démontrer, après que j'aurai rapporté les observations de mon expérience personnelle.

En 1849 j'arrive à Alger, où régnait le choléra ; je m'installe, je fais mes visites officielles, mais je ne vois aucun malade. Invité à dîner à une table d'officiers, je suis pris de cholérine au sortir du repas, et la diarrhée séreuse dure depuis sept heures du soir jusqu'à deux heures du matin ; m'abandonnant à ma soif, j'ai consommé dans la nuit tout un litre de sirop de gomme. Où avais-je contracté l'affection ? Je n'avais encore vu aucun malade.

Attaché après cela à l'hôpital temporaire de Birkhadem, et à la tête d'un service composé en grande partie de dysentériques, je trouvai tous les matins six, sept malades frappés subitement de l'épidémie. Personne ne s'étonna de ces cas *intérieurs*, le choléra sévissant alors un peu partout. Je rapporte les faits tels qu'ils se sont présentés ; mais voici qui va devenir de plus en plus significatif.

En 1854, je quitte l'Algérie avec le 20e de ligne, dont j'étais alors le médecin-major, et nous sommes transportés en Turquie. En juin, nous nous trouvons sur le plateau de Franka, à une lieue de Varna. J'entendais parler de choléra régnant dans l'hôpital de cette ville, ainsi que dans plusieurs régiments; mais le 20e de ligne ne m'offre que des cholérines. Pendant plus de quinze jours je vois arriver chaque matin à ma visite un nombre considérable d'hommes atteints subitement de violentes tranchées, de vomissements et de diarrhée, accidents qui se dissipent rapidement à la chaleur des feux du bivouac. Un soldat seulement offrit de la cyanose, qui disparut aussi au bout de peu d'heures. Chez les officiers, nulle atteinte subite de colique ou de vomissement; quelques diarrhées ordinaires, voilà tout.

Dans les derniers jours de juillet, l'état sanitaire étant redevenu parfait (je ne me rappelle pas avoir eu alors un seul homme à l'hôpital), nous partons pour la Dobrutscha, le régiment faisant partie de la première division. Parvenus à Kustendje en bonne santé, nous nous mettons un soir en route pour Kargalic, à la recherche d'une division russe; nous y arrivons à deux heures du matin, après une marche de nuit extrêmement pénible. L'ennemi étant parti, nous retournons après quelques heures de repos à Kustendje, où nous arrivons avant la nuit, harassés de fatigue. La nuit se passe sans accident, mais c'est le lendemain matin que dans mon régiment le désastre va éclater, et prendre tout à coup des proportions formidables.

A cinq heures du matin, on m'appelle dans une compagnie de grenadiers, isolée sur un tertre à l'extrémité du camp; j'y trouve un homme en plein état de choléra. Après avoir institué un traitement, je retourne à ma tente. Un adjudant-major m'appelle en passant, et m'offre, il faut tout dire, un verre de liqueur; en même temps il invite un jeune capitaine que nous apercevions à quelque distance de nous. Nous causons ensemble pendant une quinzaine de minutes, et nous nous séparons. Au bout d'une demi-heure on m'appelle pour le deuxième invité, qui a été brusquement atteint de diarrhée, et ayant présentement des envies de vomir. Je lui prescris quelques remèdes et je le quitte, ne me doutant nullement de ce qui allait arriver. Une demi-heure se passe encore et l'on me rappelle : déjà il y a des vomissements et un commencement de cyanose. Je préviens le colonel; le malade, devenu bleu, noir, est hissé sur un cacolet et dirigé sur le port de Kustendje, où un bâtiment était en partance pour

Varna. Il y arrive au bout d'une heure de marche, et expire sur la plage[1]. La maladie n'avait pas duré quatre heures.

Après que j'eus serré pour la dernière fois la main de cet infortuné, je suis appelé de tous côtés, et à deux heures de l'après-midi j'avais déjà signé 70 billets d'hôpital. Le désastre dura ainsi, à quelques heures de rémission près, pendant deux jours, jusqu'à ce que le maréchal, alors général Canrobert, vint tirer sa division de ce lieu maudit. Nous repartons pour Varna, et, nonobstant les fatigues du voyage, l'épidémie s'affaiblit à mesure que nous nous éloignons de Kustendje. Ce coup de foudre épidémique a enlevé au 20e de ligne le cinquième de son effectif (voir la statistique de M. Chenu). Quatre officiers seulement ont été atteints, dont trois sont morts : le capitaine dont je viens de parler, un autre officier qui s'était trouvé dans des conditions morales encore plus déplorables, et un troisième qui a offert la singularité suivante : pendant ces jours de désolation, on me signala un lieutenant qui se promenait de long en large en sifflant ; quand nous lui adressons la parole, me dirent les camarades, il ne nous répond pas, ou il nous quitte brusquement. Je m'arrange de façon à croiser le promeneur dans ses allées et venues, et je veux entamer la conversation. Il me fait une courte réponse, et s'en va. Le soir il était mort. On voit par ce fait combien il est difficile dans les cas dits *foudroyants* de préciser au juste le moment de l'invasion : se promener en sifflant, semblerait devoir être l'indice d'un bon état de santé, et cependant, dans le cas présent, ce n'était qu'un moyen de dissimuler l'atteinte déjà subie, remarque qui n'est pas neuve, comme on le verra plus loin.

Un fait à noter, est celui-ci : l'état-major du régiment est resté indemne. Colonel, deux commandants, deux adjudants-majors, un lieutenant d'état-major, deux médecins, nous avons tous été épargnés, et cependant les petites tentes de nos ordonnances, immédiatement intercalées entre les nôtres, ont été ravagées. Le colonel a eu trois de ses ordonnances frappés, et moi deux. Je me rappelle que cette différence nous a tous fort étonnés. Notre nourriture

[1] Je dois noter que huit jours auparavant j'avais trouvé cet officier assis devant sa tente, la tête penchée, dans une grande tristesse ; qu'avez-vous, lui dis-je ? J'ai, que je n'ai plus rien, me répondit-il ; toutes ses provisions étaient épuisées, et il se trouvait réduit à la nourriture du soldat. Nous l'avons invité ce jour-là à notre table, qui était celle du colonel ; mais comme nous n'avions nous-mêmes que le stricte nécessaire, on n'a pu faire plus.

à nous, sans être aussi mauvaise que celle du soldat, laissait singulièrement à désirer : une bouteille de vin pour quatre, des œufs, des pommes de terre, quelques raisins de caisse, un restant de liqueurs, du tabac, telle était notre fortune relative; quant à la viande, nous n'y touchions pas, et nous étions réduits au biscuit avarié du troupier. Ajoutons encore que nos ordonnances, encombrés dans leurs petites tentes, couchaient directement sur le sol, tandis que chacun de nous avait sa tente particulière, et un hamac suspendu sur les cantines. Enfin ils allaient aux latrines communes, et chacun de nous, probablement comme moi, s'arrangea de façon à éviter les mauvaises odeurs.

Dernier fait. Pendant tout le temps que dura après cela la guerre, le choléra a été en permanence en Crimée, tantôt frappant avec violence sur les régiments nouvellement arrivés de la mère-patrie, tantôt ne se manifestant que par cas isolés. Aussi à Constantinople, à l'hôpital de Gulhané, où j'avais été appelé, reçûmes-nous de temps en temps de ces malades. Cependant en 1856, quelque temps avant notre retour, nous n'en voyions plus, et l'on ne pensait même plus au choléra, quand tout à coup, dans une même nuit, il vint frapper sept individus, et voici lesquels. Un bataillon du 84e de ligne, régiment présentement en garnison à Strasbourg, campait à Gulhané sous les fenêtres de mon logement; il était chargé de maintenir le bon ordre dans notre hôpital de 1400 malades, et, à cet effet, un poste de police était établi dans une baraque, et cette baraque était enclavée précisément au milieu de celles de mon service. Eh bien! dans ce poste, une nuit, sept hommes furent frappés du choléra, dont la plupart moururent, et cependant, je le répète, dans mes salles immédiatement environnantes, il n'y avait plus vestige du fléau.

Telles sont les observations dont le souvenir m'empêcha longtemps d'accueillir toute idée de contagion: une atteinte subie personnellement en dehors de tout rapport avec des cholériques; un régiment n'éprouvant que des cholérines, alors que déjà autour de lui le fléau régnait; puis, au milieu d'un excellent état sanitaire, une explosion épidémique tuant en quelques jours 400 hommes sur 2000, sans compter les cas terminés par guérison; les officiers de l'état-major du régiment restant debout, et immédiatement, à côté, leurs ordonnances tombant victimes; finalement, et comme pour mieux accentuer la négation, sept hommes frappés de choléra dans un hôpital qui ne renfermait que des scorbutiques et des typhiques. En vérité, avant l'épidémie actuelle, je croyais que tout ce que l'on disait de la contagion était pure illusion. Aujourd'hui je suis contagiogiste avec l'immense majorité du public médical et non médical. Et comment ne le serait-on pas? A l'isthme de Suez, un jour des pèlerins débarquent d'un côté avec le choléra; on les rembarque aussitôt de l'autre, et alors les diverses échelles du Levant, les ports de l'Italie et de notre propre pays, selon que l'on accueille ou qu'on repousse les hadjis, subissent oui ou non l'influence délétère de leur présence. Comment douter après une démonstration aussi éclatante que viennent renforcer immédiatement une foule de faits analogues épars dans la science, et ainsi tout à coup mis vivement en lumière, tels que les faits relatés dans le mémoire de M. Eissen, dans celui de M. Worms, et dans un nombre considérable d'autres relations?

Il résulte de cet exposé que l'étiologie du choléra nous offre des faits contradictoires : les uns militant en faveur de la contagion, les autres militant contre, et cette contradiction ressort de presque toutes les relations déjà publiées; ici, nous dit-on, c'est une rue ou une maison frappée, tandis que la rue ou la maison à côté est épargnée; que dis-je? Dans la même maison un rez-de-chaussée sera ravagé, et l'étage supérieur ne comptera pas un seul cas; dans tel hôpital, comme on le verra plus loin, le personnel des médecins et infirmiers paiera au fléau un douloureux tribut, et dans tel autre il restera tout à fait indemne : semblable différence d'une ville à l'autre, comme entre Paris et Lyon. Cette opposition qui existe dans les faits, se traduit naturellement en antagonisme dans les esprits, et de là la division des médecins en contagionistes et en infectionistes, selon que leur attention s'absorbe exclusivement dans la contemplation de telle ou telle catégorie de faits. — Sont contagionistes, ceux qui étudient la maladie dans ses importations successives; sont infectionistes, ceux qui ne considèrent le développement épidémique que dans les foyers déjà formés. Fodéré nous apprend qu'en 1831, à Moscou, les médecins étaient tous contagionistes avant que le fléau n'eût envahi leur ville, parce que, comme Moreau de Jonnès, ils l'avaient suivi dans ses importations successives; puis, une fois aux prises avec le mal, ils se rallièrent pour la plupart à la doctrine de l'infection. Nous ne pouvons pas admettre la contagion, disent les infectionistes, à cause du nombre considérable des faits négatifs. — A quoi les contagionistes répondent que les faits négatifs ne prouvent rien; les faits positifs, disent-ils, sont seuls démonstratifs. — Comme l'a dit M. le professeur Hirtz, il y a là une grave question de méthode, de philosophie, qu'il s'agit d'apprécier à sa juste valeur. Permettez-moi de l'examiner, et de développer graduellement ma pensée au moyen d'exemples divers, et puisque la question rentre dans la philosophie des sciences en général, permettez-moi aussi de prendre mon premier exemple en dehors de la médecine.

Premier exemple tiré de la physique : — Quand la nuit nous allumons une bougie, nous obtenons un certain degré de clarté ; si nous en allumons une deuxième, une troisième, la clarté augmente, et il nous semble évident, positif que le degré d'éclairage dépend *du nombre des rayons lumineux.* Eh bien ! une récente expérience démontre que si, dans une chambre obscure, un rayon entrant par le trou d'un volet, éclaire un écran, qu'alors dans une certaine direction un deuxième rayon arrive sur le point déjà éclairé, non-seulement la première clarté n'est pas augmentée, mais elle est effacée, et tout rentre dans les ténèbres. Voilà deux faits diamétralement opposés : d'une part, rayons s'ajoutant et se renforçant; d'autre part, rayons s'ajoutant et s'annihilant; or l'un de ces faits détruit-il l'autre ? Non, certes ; et les deux faits sont également des faits. Mais ce qui est détruit, ce qui est nié, c'est un certain système connu sous le nom de *théorie de l'émission*, et c'est le second fait, le fait en apparence négatif, qui vient à l'appui de la théorie aujourd'hui triomphante des vibrations.

Cet exemple est doublement instructif : d'abord il nous enseigne une vérité déjà connue, à savoir qu'autour de nous, dans la nature, il n'existe pas de faits négatifs. Il y a des faits, et tous les faits sont également positifs, et toutes les fois que nous découvrons la loi qui régit les faits, non-seulement ils ne nous paraissent pas se contredire, mais l'ordre de leur enchaînement ne manque jamais d'exciter notre admiration. Où se trouvent donc les faits positifs et négatifs ? Mais évidemment dans les sciences, parce que dans les sciences, en même temps que des faits, il y a des idées et des théories, et c'est selon que les faits concordent ou non avec les idées reçues et les théories en vogue, que nous les divisons en positifs et en négatifs. Bref, un fait ne peut pas annihiler un autre fait, mais il peut détruire l'idée que nous y avons attachée.

Le second enseignement est celui-ci : dans les sciences, pour qu'un fait puisse être considéré comme véritablement positif, il faut que la proposition qui l'énonce soit rigoureusement exacte, le traduisant tel que la nature nous l'offre, tel qu'il tombe sous nos sens, sans addition de la moindre hypothèse ; c'est ainsi que, dans l'exemple cité, si l'on avait dit que le degré d'éclairage est en raison du nombre des *corps* lumineux, on eut été dans le vrai, tandis qu'avec l'hypothèse de *rayons*, introduite dans la formule, le fait, loin de rester positif, est devenu tout à fait faux.

Voici un exemple de fait véritablement positif, et c'est l'histoire de la contagion qui nous le fournit. Lorsqu'avec une lancette nous inoculons une gouttelette de pus variolique et qu'après cela surgissent un grand nombre de pustules dont chacune est inoculable à son tour, nous pouvons affirmer en toute assurance que l'agent spécifique est susceptible et de se multiplier dans le corps humain et de se transmettre d'un organisme humain à l'autre. Dans cette proposition, il n'y a pas la moindre hypothèse; le fait y est traduit tel qu'il tombe sous nos sens, sans plus d'extension ou de généralité qu'il n'en a. Or avez-vous cette preuve pour la contagion du choléra, et si vous n'avez pas cette preuve positive, en avez-vous d'autres de ce caractère? Examinons.

Un navire venant d'un foyer épidémique entre dans un port; le débarquement a lieu, hommes et choses; puis l'épidémie surgit dans la localité, s'y développe avec une grande extension et plus tard envahit même les contrées voisines: tel est le fait. Or, formulé d'une manière positive, ce fait se réduit évidemment à ceci: *les germes du choléra sont susceptibles d'être importés et de se reproduire après importation.* Que si maintenant en plus vous ajoutez que la reproduction de l'agent spécifique s'opère au sein du corps humain, vous introduirez dans la formule une pure hypothèse; car cette conclusion ne serait légitime qu'autant qu'aucun autre mode de reproduction ne fût possible; or, qu'on ne l'oublie pas, les fermentations qui se passent dans la nature extérieure sont aussi des reproductions. Donc, contrairement aux errements classiques, l'importation n'est pas une preuve positive de reproduction des agents dans le corps humain.

Une autre preuve invoquée, celle-ci directe, serait l'action propagatrice des déjections cholériques; mais voici que ceux-là mêmes qui ont observé cette propagation avancent que les déjections cholériques ne deviennent nuisibles qu'après trois et quatre jours de putréfaction à l'air libre, contrairement aux virus dont l'action est immédiate: n'est-ce pas reconnaître par cela même que la reproduction de l'agent cholérique par fermentation extérieure prime de beaucoup la reproduction par virulence dans le corps humain.

Cela posé, j'arrive à l'argument classique, rappelé par M. le professeur Hirtz, et tiré de la syphilis que dans certaines relations quelques individus contractent et d'autres non; vous voyez, nous dit-on, que les faits négatifs ne prouvent rien contre les faits positifs. Au premier abord le raisonnement paraît péremptoire; l'examine-t-on de près, je dis qu'il n'a aucune valeur. Et, en effet, de quoi s'agit-il dans l'exemple allégué? Evidemment d'inoculation; car, qu'un spécialiste mal inspiré pratique la syphilisation avec une lancette, ou bien que dans des relations licencieuses on s'applique de la matière virulente sur une peau excoriée, c'est toujours de l'inoculation, et naturellement contre ce fait positif l'immunité de quelques autres individus ne peut rien prouver. Quel rapport cela a-t-il avec la transmission du choléra? Quelle peut être la valeur d'une comparaison entre deux maladies spécifiques dont l'une a pour agent un virus tangible et inoculable, l'autre n'offrant qu'un agent hypothétique de simple importation? Dans le raisonnement par analogie, avant de comparer les faits négatifs, *les faits qui manquent,* la règle élémentaire est de rapprocher entre eux les faits existants, les faits effectifs et de s'assurer de leur ressemblance. Or sous ce rapport tout ici diffère et dès lors l'analogie s'évanouit.

Le raisonnement par analogie n'est fondé que quand entre les objets de la comparaison les ressemblances sont nombreuses, importantes, essentielles, comme nous le montre l'exemple suivant tiré encore de l'histoire de la contagion. La rougeole et la scarlatine ne sont pas susceptibles d'inoculation, et cependant personne ne met en doute la reproduction de leurs agents dans le corps humain; pourquoi? Evidemment parce que entre la rougeole et la scarlatine d'une part et la variole inoculable de l'autre, les ressemblances sont nombreuses, importantes, essentielles.

La rougeole et la scarlatine sont des fièvres éruptives comme la variole.

La rougeole et la scarlatine ne se contractent qu'une fois dans la vie comme la variole.

Et enfin, troisième caractère intimement lié à la virulence, il n'est pas de médecin ayant tant soit peu d'expérience qui, dans les épidémies de rougeole et de scarlatine, n'ait l'occasion d'observer des cas de transmission, et cette constatation se fait et dans les familles et dans les hôpitaux et dans les régiments et dans les écoles, partout où des êtres humains se trouvent groupés, sous tous les climats : *fréquence et ubiquité* de la transmission, qui sont naturellement en rapport avec la propriété qu'ont les virus de se reproduire dans le corps humain.

Toutes ces ressemblances étant constatées entre la variole d'une part et la rougeole et la scarlatine de l'autre, on est en droit de croire à l'identité dans le mode de reproduction des agents; or en est-il de même quant au choléra? Est-ce que le choléra est une fièvre éruptive? — Est-ce que le choléra ne se contracte qu'une fois dans la vie? C'est le contraire qui a été affirmé, comme on le verra plus loin. Enfin dans la constatation de la transmission, y a-t-il à la fois fréquence et ubiquité? S'il en était ainsi, la contagion du choléra ne ferait pas plus question que celle de la rougeole et de la scarlatine.

Arrière donc toutes ces fausses analogies avec lesquelles la scolastique nous embrouille depuis Fracastor. Le temps est venu de considérer le choléra en lui-même, tel que la nature nous l'offre, et avec ses faits positifs et avec ses faits négatifs de transmission. Les faits négatifs ne prouvent rien, dit-on; mais c'est là une véritable hérésie. Dans les sciences les faits négatifs sont d'une importance capitale en ce qu'ils constituent la pierre d'achoppement des faux systèmes dont ils ne cessent pas de mettre les vices en relief. C'est parce qu'il y a des faits négatifs qu'il y a des esprits réfractaires aux mauvaises théories. Je vais plus loin et je dis que les faits négatifs font partie de l'avenir des sciences, et souvent c'est l'attention qu'on leur prête qui devient une source de progrès, comme un dernier exemple va nous le montrer; il s'agit de la découverte de la vaccine; comment est-on arrivé à la singulière idée d'aller chercher un remède sur le pis des vaches?

Dans le siècle dernier on inoculait la variole et l'on réussissait quasi toujours. Un jour vint où les résultats négatifs devinrent un peu plus fréquents : voilà qui est singulier, se dirent les inoculateurs qui n'avaient pas pour les faits négatifs notre dédain moderne, n'invoquant pas non plus la non-prédisposition des organismes. Voilà qui est singulier, et ils interrogèrent les clients sur leurs antécédents, et ils apprirent d'eux qu'ils avaient eu des boutons de *picote*. Le reste se sait : on examina les vaches, on procéda aux expériences, et c'est ainsi, grâce aux faits négatifs d'inoculation de la variole, que le nom de Jenner ira à la postérité la plus reculée[1].

---

[1] On lit ce qui suit dans la *Notice historique sur Jenner*, par Valentin. Nancy 1823 : Fewster et Sutton, associés pour l'inoculation (de la variole), ayant trouvé en 1768 nombre de paysans auxquels ils avaient inoculé la petite vérole sans succès, parce qu'ils avaient eu, disaient ces derniers, le cow-pox, firent des recherches et s'assurèrent *de l'existence de l'opinion*. Fewster en parla dans une Société médicale, mais personne ne songea à faire des essais.

C'est plus tard que Jenner fit les essais.

Revenons à la question.

Importation des germes du choléra, reproduction des germes dans un lieu et non dans un autre, déjections cholériques ne devenant délétères qu'après plusieurs jours de putréfaction à l'air libre, tels sont les faits constatés empiriquement. Et maintenant que ceux qui croient pouvoir concilier ces faits dans le système classique de la contagion veuillent bien nous expliquer comment les trois cent mille habitants de Lyon ont échappé à la dernière épidémie. Cette explication est impossible et force est de recourir à une autre. Or que nous dit-on de l'origine du choléra? Est-ce que tout le monde ne répète pas que dans l'Inde, sur les bords du Gange, *fermente* une substance qui produit cette maladie? Eh bien! quand une substance fermente, c'est qu'il y a un ferment, et s'il y a un ferment, c'est qu'il y a un ou plusieurs corps fermentescibles. Pourquoi donc, quand de l'Inde le fléau arrive dans nos contrées, ne pas conserver la même hypothèse et ne pas dire tout simplement que si les germes du choléra se reproduisent dans un lieu et non dans un autre, la différence provient ou du moins peut provenir de la présence ou de l'absence des corps fermentescibles. Est-ce que semblable variabilité dans les corps fermentescibles, s'offrant d'une localité à l'autre, d'une maison à l'autre, paraîtrait une idée chimérique, nonobstant les différences de sol, d'eau, d'air, que j'ai rapportées dans mon dernier mémoire. Ecoutez les curieuses choses que nous apprennent les chimistes.

Il est un être vivant qu'on appelle *ferment lactique*, qui se nourrit entre autres substances de fromage blanc à l'état frais.

Il est un autre être vivant appelé *ferment butyrique* qui se développe aussi dans le fromage, mais seulement lorsqu'il est en voie de putréfaction avancée.

Au moment où la putréfaction commence, dit M. Dumas, des myriades d'animalcules microscopiques se montrent... à ces animalcules en succèdent d'autres qui périssent et se décomposent à leur tour, de telle façon que la décomposition finale est le résultat d'un grand nombre de réactions successives.

L'agriculteur qui prépare son champ avec des engrais appropriés y établit des fermentations préliminaires, et quand la graine confiée à la terre commence à germer (amandes douces, orge...), c'est un nouveau ferment qui y apparaît.

En présence des combinaisons infinies de la nature, est-il déraisonnable d'admettre que le ferment indien, transporté dans nos contrées, puisse se multiplier dans un lieu et non dans un autre, selon la nature des terrains et la qualité de l'eau et de l'air.

Si le ferment indien était un microphyte, bien des choses s'expliqueraient. —Foyers successifs d'épidémie : transplantation, germination successive. — Epidémies interrompues par l'hiver : végétation suspendue. — Epidémies s'avançant le long des grandes routes : microphytes transportés par les pieds des piétons. Si j'avais l'habitude du microscope, c'est sous les semelles de nos bottes que je rechercherai le ferment : n'oublions pas que le poids de notre corps atteint jusqu'à 65 kilogrammes et plus, et c'est avec cette force que nos pieds sont pressés contre le sol. Abstraction faite de ces explications secondaires, et en ne nous en tenant qu'à l'idée générale de ferment, on comprend que, dans la Dobrutcha, les plus grandes variations ont pu s'observer, selon qu'on est resté sur le sol de Kustendje ou que l'on s'en est éloigné, selon qu'on y a couché par terre ou sur un hamac, selon que l'on a oui ou non fréquenté les latrines communes. Quant aux sept hommes frappés à Constantinople dans un hôpital qui depuis longtemps n'avait pas reçu de cholériques, un restant de matière fermentante a pu se conserver quelque part.

Quand une théorie a été conçue, la règle est de la vérifier; à cet effet, et l'occasion d'observer la nature directement ne s'étant pas représentée pour moi, j'ai consulté les relations déjà publiées, afin de les examiner de mon point de vue particulier. Or du premier coup j'ai mis la main sur un ouvrage qui me paraît de grande importance, un document officiel, relatant ce qui s'est passé dans l'Inde jusqu'à 1824, époque où l'Inde est rentrée momentanément dans le calme de son endémicité habituelle. Ce travail a pour titre : *Traité complet du choléra-morbus de l'Inde, tel qu'il s'est montré dans les territoires soumis à la présidence du fort Saint-George, rédigé par ordre du gouvernement, sous l'inspection du bureau médical, par William Scot, traduit de l'anglais par Blin, ancien médecin en chef des armées.* L'ouvrage a été publié en 1824 et la traduction en 1831, et nous avons ainsi une relation remontant à l'origine de la question et par conséquent détachée de tout ce que l'esprit de système aurait pu y ajouter depuis. Cet ouvrage est le résumé de tous les rapports que l'autorité médicale anglaise avait reçus de ses subordonnés; permettez-moi de vous en présenter l'analyse.

Quand en 1817 le choléra a commencé à sévir dans l'Inde, les médecins anglais, chose au premier abord presque incroyable, ignoraient complétement que dans cette contrée l'affection était habituellement endémique. Tout le monde dans l'Inde, dit Scot, y compris la classe des médecins, avait été, pour ainsi dire, pris au dépourvu. La maladie, ajoute-t-il, bien que non nouvelle en réalité, l'était pour les uns comme pour les autres; mais depuis qu'elle est devenue familière aux anciens praticiens, plusieurs d'entre eux se rappellent avoir rencontré des cas isolés de cette maladie, aussi bien que des cas d'indispositions subites et souvent fatales qu'ils ne pouvaient pas bien connaître au moment même. A ce sujet Scot, s'appuyant sur l'ouvrage de Bontius et sur toute sorte d'autres documents, démontre l'existence habituelle de l'endémie, qui se traduisait, annuellement par des cas sporadiques, et de temps en temps par des explosions épidémiques, comme en 1770, 1781, 1783, 1793, 1814.

Comment en 1817 les Anglais ont-ils pu ignorer le fait de l'endémicité habituelle? La chose ne me paraît pouvoir s'expliquer que de la manière suivante : Dans l'intervalle des grands réveils épidémiques la constitution médicale de l'Inde est de nature paludéenne, comme celle de l'Algérie, et dès lors les cas sporadiques du choléra ont pu se traduire sous forme de fièvre algide (voy. à ce sujet la récente relation de M. Armand sur le choléra en Cochinchine, *Gaz. hebd.*, 1865). Ce qui dans l'Inde compliquait encore d'ordinaire la constitution médicale, c'était la présence d'une troisième endémie, décrite par Bontius sous le nom d'*affections spasmodiques* et qui, comme l'on sait, consistaient en tétanos; dès lors on a pu aussi prendre les crampes cholériques pour des contractions musculaires tétaniques, et de là probablement la dénomination de *choléra spasmodique*, que Scot nous apprend avoir été employé par quelques médecins.

Cependant de 1817 à 1824 la constitution cholérique ayant prédominé, la maladie s'est trouvée dégagée de tout élément étranger et naturellement a paru *nouvelle*. Un moment on l'a considéré alors comme une forme insolite et maligne du choléra de Sydenham; mais cette idée, dit Scot, a été bientôt et *peut-être trop précipitamment* abandonnée.

L'auteur, passant à la description de la maladie, en trace un tableau remarquable, insistant sur la diarrhée, les vomissements, la soif, les crampes, le collapsus, l'algidité, la cyanose, l'asphyxie, l'intégrité des fonctions intellectuelles, la liquéfaction du sang etc. Pour donner une idée de la fidélité de sa description, je rapporterai ce qu'il dit de la diarrhée (p. 83) : Les selles sont dans le choléra un symptôme plus constant que le vomissement, et dans la plupart des cas c'est celui qui s'offre le premier; mais comme c'est le vomissement qui fixe pressamment l'altération, c'est ordinairement *à la suite* que les médecins, dans leurs rapports, traitent de la diarrhée.

Le symptôme diarrhée manque très-rarement; mais il n'y a pas à douter que cela arrive quelquefois. Il ne faut pas cependant croire à tout ce que disent les maladies relativement à leurs évacuations alvines; ils sont fort sujets à donner au médecin des notions très-erronées à cet égard. — Dans les cas où il n'y a eu que peu ou point de selles pendant la vie, l'on a pourtant trouvé après la mort les intestins remplis d'une matière semblable à la bouillie de riz claire, comme si les intestins avaient manqué d'énergie pour la chasser. — On ne cite pas d'exemples de matières fécales trouvées à l'autopsie dans les intestins.

Arrivant à l'étiologie, Scot entre dans de minutieux détails dont nous extrayons les suivants :

L'épidémie n'a gagné la présidence de Madras qu'en 1818, après avoir depuis plus d'un an sévi dans les autres provinces.

On n'a conservé la mémoire d'aucun navire venant d'Europe ayant un seul malade atteint de choléra avant d'avoir abordé l'Inde et d'avoir communiqué avec la terre; à trois reprises, Scot fait cette déclaration, qui à elle seule met à néant l'hypothèse des courants atmosphériques charriant les miasmes cholériques.

On a au contraire beaucoup d'exemples, ajoute-t-il, de l'apparition de la maladie en mer, à bord des navires partis de l'Inde; un navire quittant le port de l'Inde a navigué dans le sud aussi loin que l'équateur, sans avoir un seul cas de choléra; alors il se déclara tout à coup avec une grande mortalité. — Aucun bâtiment n'en a souffert après avoir dépassé de beaucoup le tropique du Cancer.

Six hommes ayant bu ensemble une eau corrompue furent tous saisis de la maladie dont plusieurs moururent. Trois hommes ayant mangé ensemble des graines de la plante de corail eurent tous les symptômes d'un violent choléra.

La nature subite, inexplicable, isolée d'un grand nombre d'attaques a fait naître des soupçons sur la possibilité de quelques exhalaisons nuisibles qui se seraient élevées du sol.

Une attaque de la maladie, loin d'être un préservatif contre une nouvelle atteinte, semble plutôt y prédisposer, assertion qui dans la bouche de Scot a d'autant plus de poids que pendant les six ans qu'a duré l'épidémie, possibilité a été d'observer le fait : il a du reste aussi été constaté à Moscou (voy. Fodéré).

Scot, abordant la question de la contagion, produit les preuves pour et contre, et il conclut par une appréciation que je rapporte plus loin.

Contagion. La marche de la maladie du nord au sud a affecté une régularité surprenante, tant géographiquement que chronologiquement. — On a remarqué que le choléra suivait principalement la direction des grandes routes, attaquant les villages situés des deux côtés.

Des prisonniers renfermés dans une prison ont échappé à la maladie qui a régné tout à l'entour. — Les habitants de quelques rangées de collines ont eu aussi le bonheur de s'en préserver; on assure qu'ils avaient interdit toute communication *avec les habitants situés au-dessous d'eux dans la plaine.* — On a suivi de village en village la trace de son approche vers une ville, et la première apparition y a toujours été dans le quartier le plus voisin de la route qu'elle avait suivie.

On cite plusieurs exemples dans lesquels le choléra s'est manifesté pour la première fois dans un lieu par l'attaque d'un individu arrivant d'un autre endroit où la maladie existait. Le premier cas d'un Européen qui a paru au mont Saint-Thomas fut celui d'un homme qui avait quitté Madras le 15 octobre au matin; le 17 la femme de cet Européen, le 19 le propriétaire de la maison, et sa femme le 21, éprouvèrent tous une attaque.

Les exemples de l'apparition du choléra dans plusieurs lieux, aussitôt après l'arrivée d'un corps ou d'un détachement qui en souffraient sont très-nombreux. Par exemple, il se fit voir à Jaulnah immédiatement après la jonction d'un détachement de Nagpoor dans lequel il régnait etc. etc. Scot cite un grand nombre de faits du même genre que je crois inutile de reproduire.

Le fonctionnaire supérieur de Bellary écrit que le choléra y a fait son apparition avec l'arrivée du 15e régiment d'infanterie indienne qui en souffrait; ce régiment avait semé la maladie par tous les lieux où il avait passé.

Treize officiers de santé de cette présidence sont morts de choléra et environ quinze ou vingt autres en ont été attaqués, mais se sont rétablis.

En diverses circonstances, l'officier de santé a été le seul Européen de la station qui ait payé le tribut.

D'après cette accumulation de preuves on devrait s'attendre à trouver dans les médecins de l'Inde d'ardents contagionistes. Erreur! La plus grande partie de nos officiers de santé, dit Scot, se trouvent d'accord pour établir que le choléra n'est point une affection contagieuse. Ils pensent que l'on peut expliquer d'une manière satisfaisante les phénomènes de son origine et de son progrès, par les lois générales qui sont propres aux maladies épidémiques. Cette opposition s'appuie sur les faits suivants :

Non-contagion. De deux corps de troupes marchant ensemble, un des deux verra la maladie régner dans son sein, tandis qu'elle sera inconnue à l'autre. — Des troupes qui traversent un pays qui en est affligé demeurent intactes, ou bien elles en subissent de violentes attaques, tandis que les habitants des contrées où elles passent en sont exempts. — Il y a tant de circonstances dans lesquelles ceux qui soignent les malades restent sains et saufs, non-seulement ceux qui tiennent au service médical, mais les assistants de toute classe. Dans l'hospice du régiment royal, sur 101 employés un seul a été attaqué; dans l'hôpital du 11e régiment indien, pas un ne fut pris; dans les hôpitaux de Trichinopoli, aucun employé n'a été malade; la même observation s'applique aux nombreux hôpitaux de réception établis à Madras. « J'eus 90 admissions, écrit un médecin, et j'augmentai du double le nombre de mes domestiques; je vécus jour et nuit dans l'hôpital au milieu des malades, et cependant ni moi ni aucun des domestiques ne fut atteint. Mais la femme du sergent de l'hôpital qui vivait dans une chambre retirée et loin du voisinage de toutes les maladies, en eut une attaque très-vive. »

On lit d'autre part ceci : « Il y a des exemples remarquables et fréquents de villes et de villages qui ont été exempts de la maladie, bien que situés dans le cercle ou le voisinage de la ligne tracée par ses progrès. »

En résumé, faits positifs d'importation d'une part, faits négatifs de transmission d'autre part, voilà ce que l'observation a déjà montré dans l'Inde de 1817 à 1824. Quelle sera l'appréciation de Scot? « Le lecteur, dit-il, ne manquera pas sans doute d'observer que plusieurs des principales circonstances sont restées sans explication dans les deux doctrines, et au milieu d'un conflit d'opinions si variées et en apparence si contradictoires, il semble qu'il serait inutile et peut-être présomptueux de vouloir offrir un jugement positif. La question sera sans doute résolue d'une manière définitive, *lorsque la connaissance que nous avons des lois de la contagion en général sera plus approfondie.* »

Dans cette appréciation se révèle l'application sévère de la méthode de Bacon; Scot, examinant impartialement les faits, les trouve en opposition les uns avec les autres; mais comme il sait qu'autour de nous, dans la nature, tout est merveilleusement coordonné, il déclare nettement que les contradictions ne sont qu'apparentes, et il conclut à la fausseté du point de vue auquel il se trouve placé dans son examen. C'est la théorie de la contagion en général qu'il faut changer, voilà sa conclusion dernière (voir mon précédent mémoire).

Telle est la manière dont la question a été posée dès 1824? Pourquoi depuis longtemps n'est-on pas entré dans la voie tracée par Scot? Le fléau ayant mis quinze ans pour venir jusque dans nos contrées, comment a-t-on pu s'opiniâtrer dans l'idée de courants atmosphériques charriant les miasmes? Aujourd'hui que nous sommes revenus de cette illusion, n'allons pas nous jeter dans un autre extrême et poser en principe que l'agent importé se reproduit uniquement dans le corps humain. Prenons en considération et les faits d'importation et les faits de non-transmission, pensons à Lyon en même temps qu'à Marseille et à Paris, et si les faits ne se concilient pas dans le système classique de la contagion, remplaçons ce système par un autre ou bien, prenant les faits tels quels, restons dans l'empirisme. Dans mon précédént mémoire j'ai montré comment les mesures hygiéniques pouvaient être empiriquement déduites des faits, et en même temps je vous ai soumis quelques problèmes partiels à résoudre (statistique relative des médecins, des sœurs, des infirmiers frappés dans les hôpitaux, degré auquel arrive l'amaigrissement dans les cas dits *foudroyants* etc.). Voici un autre de ces problèmes.

Le choléra fait le plus souvent explosion pendant la nuit, vers le matin : pourquoi? Etant abandonnée l'hypothèse des courants atmosphériques frappant les gens pendant leur sommeil, faisons une autre supposition. Admettons qu'au moment de se coucher les individus ont déjà les germes du mal dans le tube digestif, idée acceptable, puisqu'il est aujourd'hui reconnu que la diarrhée prodromique est déjà le choléra, et d'autre part, dans une des dernières séances de la Société de médecine de Paris, M. Auguste Voisin a montré les intestins de deux individus morts accidentellement pendant l'épidémie, l'un dans un accès d'épilepsie, l'autre par strangulation, mais sans avoir présenté les symptômes ni de choléra ni de cholérine, et cependant la muqueuse intestinale a offert la psorenterie cholérique la plus nette. Eh bien! si l'agent morbide réside déjà dans le tube digestif au moment où l'on se couche, il doit naturellement attaquer la muqueuse avec plus de facilité dans le courant de la nuit, vers le matin, parce qu'alors le tube digestif n'étant plus agité par les mouvements de la digestion, subira passivement l'atteinte morbide. — Ainsi peut-être s'explique aussi pourquoi l'agent ne produit pas sur la *muqueuse bronchique* les lésions que l'on observe sur la muqueuse abdominale, à cause des mouvements incessants de la respiration. Si cette idée vous paraît mériter considération, on pourrait la vérifier par la solution des questions suivantes :

1° A quel moment de la digestion l'explosion cholérique surgit-elle? En d'autres termes, existe-t-il quelque rapport entre l'heure du début, pendant la nuit, et l'heure du dernier repas la veille au soir? Dans les villes où l'on a conservé l'habitude de souper et de souper tard, le choléra est-il plus ou moins fréquent?

2° Quand le choléra débute pendant le jour, serait-ce chez les individus se soignant depuis quelque temps déjà pour la diarrhée prodromique, gardant depuis quelque temps déjà le repos et la diète?

3° Un autre moyen de vérification serait celui-ci : S'il est vrai que le choléra consiste dans une fermentation spéciale, s'étendant du dehors dans le tube digestif, il faudrait en thérapeutique essayer le lavage, le nettoyage du tube digestif, méthode de Sydenham dont j'ai déjà demandé à tant de reprises l'expérimentation. Voici là-dessus un passage de Scot :

« Il n'y a point eu, dans la pratique, de point plus universellement établi, d'un commun accord, *quoique évidemment un des plus sujets à contestation*, que l'*interdiction* des boissons et des délayants dans le choléra. On les a presque unanimement regardés comme inadmissibles, *sous prétexte* principalement que l'estomac se refuse à les garder, et qu'il importe d'éviter tout ce qui pourrait entretenir l'*irritation* de cet organe ou servir à la renouveler. Mais peut-on bien se permettre de ne faire aucune attention à ce sentiment terrible de soif, qui forme un des principaux et des plus affligeants symptômes de la maladie! Peut-on aussi négliger cet état du corps privé de toutes ses parties séreuses ou aqueuses?

« Quelques-uns de nos meilleurs praticiens ont, à la vérité, permis de bonne heure, et *en apparence avec avantage*, l'usage des boissons adoucissantes, délayantes tièdes et même des boissons acidulées. On a aussi lieu de croire que depuis la première apparition du choléra (Scot a écrit en 1824), la défense rigoureuse d'user des liquides a reçu quelques modifications. Mais quoique en général l'on accorde maintenant de plus grandes quantités de boissons, *l'avantage réel d'en étendre l'emploi jusqu'à remplir l'office de dé-*

layants n'a pas, ce semble, attiré l'attention autant que le demanderait l'importance du sujet. »

N'est-il pas étrange que ce problème thérapeutique, posé par Scot en 1824, n'ait pas encore sa solution en 1866, nonobstant la simplicité de l'expérience, le renouvellement de l'occasion et tant de motifs militant en faveur : vif désir des malades qui demandent sans cesse à boire au milieu même de leurs vomissements, évident besoin des organismes appauvris en sérum, sang coagulé, efficacité de la médication, traditionnellement reconnue dans le choléra *dit* sporadique etc. Depuis quatre ans, je ne cesse de demander cette expérimentation, et l'attention médicale n'a pas daigné s'y arrêter, quand cependant avec les moyens employés l'art est dans l'opprobre.

En résumé, importation du ferment indien, reproduction du ferment là où il trouve les substances nécessaires à son développement, extension de la fermentation dans le tube digestif, lutte violente de l'organisme contre l'agent offensif (diarrhée, vomissements, transsudation gastro-intestinale), efficacité probable de l'administration coup sur coup d'énormes quantités de boissons aqueuses préalablement purifiées par l'ébullition, telle me paraît être la seule doctrine dans laquelle les faits étiologiques et symptomatiques me paraissent conciliables. Quant aux faits thérapeutiques, j'en appelle de nouveau à l'expérimentation[1].

---

[1] Voir, pour le traitement, mes publications *in Gazette médicale de Strasbourg*, 1860 et 1865 (*passim*).

STRASBOURG, TYPOGRAPHIE DE G. SILBERMANN.

www.ingramcontent.com/pod-product-compliance
Ingram Content Group UK Ltd.
Pitfield, Milton Keynes, MK11 3LW, UK
UKHW020355250726
13967UKWH00005B/2295